AF314408

ESSAI

SUR LES

RUPTURES DU CŒUR

PAR

Le Docteur Alfred ELLEAUME,

MEMBRE DE LA SOCIÉTÉ DE MÉDECINE PRATIQUE DE PARIS, ETC.

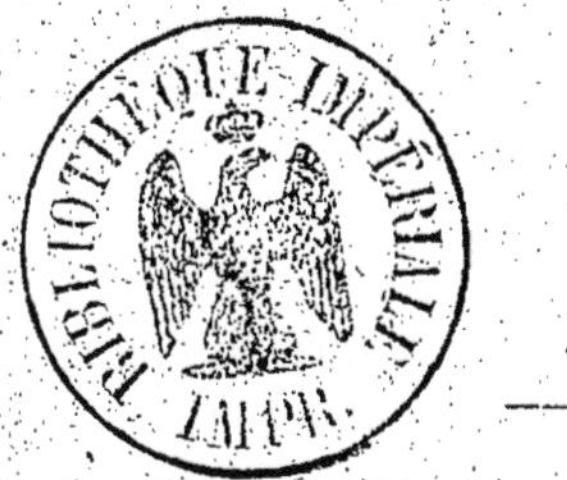

EN VENTE

AU BUREAU DU MONITEUR DES HOPITAUX,

21, quai de l'Horloge;

ALEXANDRE COCCOZ, LIBRAIRE,

30, rue de l'Ecole-de-Médecine.

1858

ESSAI

SUR LES

RUPTURES DU CŒUR

BIBLIOTHÈQUE IMPÉRIALE

La pathologie du cœur a fait depuis un demi-siècle d'immenses progrès ; les beaux travaux de Laënnec, de Corvisart, de MM. Bouillaud, Beau, Aran, etc., ont jeté de la lumière là où il n'y avait avant eux que ténèbres. Mais nous sommes encore éloignés de trouver dans le diagnostic des affections cardiaques le même degré de certitude que nous obtenons pour un autre ordre de maladies, pour celles du poumon en particulier. On est étonné, lorsqu'on étudie dans les ouvrages spéciaux les maladies du cœur, de l'obscurité qui règne encore sur un grand nombre d'entre elles, surtout sur celles qui dépendent d'une lésion organique. L'anatomie pathologique, qui a fait faire de si grands progrès au diagnostic, semble s'être arrêtée dans ses résultats devant les affections organiques du cœur, comme devant une barrière infranchissable.

C'est à peine si, dans les ouvrages spéciaux, il est parlé de l'état gras du cœur, de la dégénérescence sénile, de l'anévrisme partiel, de l'apoplexie du cœur, enfin de la rupture de cet organe. Ce sont là des maladies dont il n'existe, je dirai presque, que le nom ; et cependant, pour qui veut y regarder de près, elles ne sont pas très rares. Dans ces dernières années, les médecins anglais ont fait quelques tentatives pour établir le diagnostic de la dégénérescence graisseuse du cœur ; nous verrons plus loin ce que nous devons en penser. Quoi qu'il en soit, ce sont là des essais qu'il ne faut pas perdre de vue, ils ne peuvent être que fort utiles à la science et à l'humanité.

Les ruptures du cœur, qui paraissent être le plus souvent la terminaison d'une des affections organiques énumérées plus haut, ont attiré notre attention d'une manière spéciale. Il nous a paru étrange, en compulsant les annales de la médecine, de trouver la science à peine fixée sur ce sujet.

Harvey, le premier, nous donne une observation bien incomplète de rupture du ventricule gauche. Morgagni, dans la 27ᵉ lettre de son immortel ouvrage, recueille tous les cas connus de son temps, et ajoute un fait observé par lui et qui semble être dû à une transformation graisseuse de l'organe. Plus tard, Morand lit à l'Académie des sciences un mémoire sur les morts subites, mémoire qui renferme plusieurs exemples de rupture du cœur. Puis viennent les faits observés par Verbrugger, Portal, Corvisart et Laënnec. Mais les premiers travaux de quelque importance sur cette maladie datent de 1820, et sont dus à MM. Blaud et Rostan.

M. Blaud (*Bibliothèque médicale*, t. LXVIII, 1820) décrit un état particulier du cœur, une dégénérescence sénile de cet organe, et il semble conclure des quatre faits qu'il publie que toutes les ruptures du cœur ont pour cause cet état particulier. Tout en reconnaissant que c'est là une des causes les plus communes, nous sommes loin cependant de partager l'exagération de l'auteur, et nous verrons plus loin qu'il en est de plus fréquentes que la dégénérescence sénile.

A la même époque, M. Rostan (*Nouveau journal de médecine*, 1820) cherche à démontrer, au moyen de quatre observations, que le cœur peut se rompre sans altération de son tissu. Quant à celle que cet auteur cite comme exemple de guérison de rupture du cœur, nous croyons devoir lui donner une autre interprétation ; c'est ce que nous ferons plus loin.

M. L. Rochoux, dans sa thèse inaugurale (1823), traite des ruptures du cœur, et principalement de celles produites par le ramollissement de son tissu.

Plus tard, M. Dezeimeris (journal l'*Expérience*, 1839) fait paraître un travail pour démontrer l'existence des ruptures du cœur sans lésion antérieure de cet organe. Enfin on trouve dans les annales de la science, publiées depuis une quinzaine d'années, un certain nombre d'observations bien détaillées, mais qui généralement sont rédigées selon les tendances de l'auteur à expliquer les ruptures du cœur.

Nous avons recueilli avec soin tous les faits qui nous ont paru avoir quelque valeur, et sans trop nous arrêter à la signification donnée par l'auteur, nous avons cherché, par une lecture attentive, nous basant sur les faits connus, à leur donner leur véritable sens. C'est cette partie de notre travail qui nous a présenté le plus de difficultés, difficultés tenant au peu de détails fournis par les observations, difficultés telles, enfin, qu'il nous est arrivé souvent de ne pouvoir les surmonter. Nous avons dû alors rejeter un grand nombre de faits, non pas qu'ils ne fussent réellement des ruptures du cœur, mais parce qu'il ne nous était pas possible de déterminer à quelle cause on devait attribuer cette affection.

Un travail sur les ruptures du cœur comprendrait, selon nous, pour être complet, une étude de tous les états organiques du cœur, capables d'amener la rupture de cet organe ; tels sont : l'apoplexie, la dégénérescence graisseuse et sénile, l'anévrisme partiel du cœur, etc., etc. Ce serait là un sujet fort intéressant, mais qui demanderait des études très longues et très approfondies. Le temps ni les moyens ne nous ont permis de l'entreprendre. Nous avons dû pour le moment nous borner à démontrer l'importance d'une pareille étude, et nous nous considérerons comme très heureux, si nos efforts sont suivis de quelque succès.

Fréquence.—Les ruptures du cœur sont rares ; Corvisart, dans la première édition de son livre, avoue n'en avoir jamais vu. Dernièrement, un de nos maîtres dans les hôpitaux nous disait n'avoir jamais constaté cette lésion dans les nombreuses nécropsies qu'il a eu l'occasion de faire. Il n'est cependant pas rare d'entendre dire à propos de personnes mortes subitement, que la mort doit être attribuée à une rupture du cœur : c'est le plus souvent une erreur.

M. Devergie a réuni 40 cas de morts subites qui se répartissent de la manière suivante :

Morts par :

Congestion pulmonaire,	12 cas.
Congestion pulmonaire et cérébrale,	12
Congestion sanguine cérébro-rachidienne,	3
Apoplexie méningienne,	3
Apoplexie séreuse avec congestion pulmonaire,	2
Apoplexie avec foyer dans la protubérance annulaire,	1
Syncope,	3
Hématémèse,	2
Rupture du cœur,	1
Rupture de l'artère pulmonaire,	1

D'après ce ableau, les ruptures du cœur seraient extrêmement rares. Cependant, ces faits sont en trop petit nombre pour que nous puissions considérer la question comme entièrement résolue.

Les morts subites dues à une altération de l'appareil circulatoire sont assez nombreuses, mais on est frappé de voir les ruptures du cœur n'y entrer que pour un tiers.

M. Aran a réuni 202 observations de morts subites par lésions de l'appareil circulatoire, observations prises au hasard. Voici le tableau qu'il nous en donne :

Lésions pathologiques de la substance du cœur,	19 cas.
Lésions des valvules aortiques,	25
Lésions de la valvule mitrale,	6
Lésions de plusieurs valvules,	3
Vices de conformation du cœur,	10
Lésions pathologiques de l'aorte et de l'artère pulmonaire,	17
Lésions des artères coronaires,	1
Péricardite,	4
Adhérénces du péricarde,	9
Lésions pathologiques des valvules aortiques et de l'aorte,	9
Lésions de plusieurs valvules et de l'aorte,	6
Adhérences du péricarde coïncidant avec d'autres altérations,	4
Ruptures du cœur et des vaisseaux,	88

Nous voyons que les morts subites par lésions du cœur, mais sans rupture, sont au nombre de **113**, tandis que les morts avec rupture sont au nombre de **88**. Il est curieux de voir comment ces dernières se partagent.

Rupture de l'aorte pectorale,	45 cas.
— du ventricule gauche,	25
— de l'aorte abdominale,	7
— du ventricule droit,	3
— de l'oreillette droite,	3
— de l'altère pulmonaire,	2
— des deux ventricules,	1
— de l'oreillette et du ventricule droits,	1
— de la veine cave supérieure,	1

D'où il suit que, sur **88** cas de mort subite par rupture de l'appareil circulatoire, nous trouvons **33** cas de rupture du cœur et 55 cas de rupture des vaisseaux. Il existe donc une différence assez grande.

En résumé, nous voyons que les ruptures du cœur sont assez rares, moins cependant, croyons-nous, que ne l'a indiqué M. Devergie.

Etiologie. — Nous étudierons successivement les causes prédisposantes, les causes occasionnelles et les causes organiques. Ces dernières attireront plus spécialement notre attention comme étant de beaucoup les plus importantes.

Causes prédisposantes. — L'*âge* ne doit nous occuper que pour les ruptures du cœur par causes internes. On comprend, en effet, comment les ruptures par violences externes peuvent se faire aussi bien chez les enfants que chez les adultes et les vieillards. Je dirai même que, si dans ces derniers cas on devait tenir compte très exactement des résultats de la statistique, on serait porté à admettre que les ruptures par causes externes sont plus fréquentes dans l'enfance que dans l'âge adulte ou dans la vieillesse. C'est un fait que l'on peut facilement s'expliquer, si l'on songe combien les enfants, par leur faiblesse, leur témérité ou leur ignorance du danger, sont sujets aux chutes et aux coups, en un mot aux causes de rupture du cœur.

Quant aux ruptures par causes internes, l'âge donne des résultats tout différents. Sur quarante-huit cas, nous voyons l'âge varier entre quarante-cinq ans et quatre-vingt-cinq ans ; la moyenne est de soixante-cinq ans. Nous n'avons trouvé qu'un seul fait qui fît exception, c'est celui d'une femme de vingt-deux ans qui mourut d'une rupture du cœur produite par un abcès développé dans les parois du ventricule gauche (observation de Mott, publiée dans le travail de Dezeimeris).

Sexe. — Sur dix-huit ruptures par causes externes, nous trouvons seize hommes et deux femmes. Il y a là une différence bien tranchée, qui s'explique par le genre de vie et d'occupation des hommes. Ceux-ci sont, comme chacun le sait, beaucoup plus exposés que les femmes aux violences, aux chutes, en un mot aux accidents de toutes sortes.

Pour les ruptures par causes internes, la proportion n'est plus la même, puisque sur 61 cas nous avons trente-sept hommes et vingt-quatre femmes ; néanmoins nous trouverons encore une différence de près d'un quart. Notons en passant que l'influence du sexe masculin, qui domine dans l'étiologie des maladies du cœur, se retrouve également dans les ruptures.

L'*hérédité* ne semble jouer ici aucun rôle. Nous n'avons trouvé qu'un seul cas où il est dit que le père soit mort *subitement*. Mais un fait unique ne peut avoir aucune valeur, et d'ailleurs, la mort subite peut être attribuée à toute autre cause qu'à une rupture du cœur.

Nous ne savons rien de positif sur l'influence des saisons, du tempérament et de la constitution.

Causes occasionnelles. — Elles offrent un intérêt beaucoup plus grand que les précédentes ; étudions-les d'abord dans les cas de rupture par causes externes. Les plus communes sont : les chutes d'un lieu élevé, un coup de pied de cheval, une chute de cheval, un coup de feu, en un mot toutes les violences exercées dans la région du cœur.

OBSERVATION I. — Boirel rapporte (Bonet, *Sepulchretum*, etc., t. III, p. 375) le cas de M. de Serreuil qui reçut un coup de feu dans la poitrine, et mourut trois ou quatre heures après. La balle, après avoir traversé le thorax, s'était arrêtée devant le péricarde et l'avait respecté ; le ventricule droit était déchiré à sa partie antérieure et le péricarde était rempli de sang.

OBS. II. — Fine, chirurgien de Genève, a vu un cas de rupture du ventricule droit, rupture produite par un coup de feu non pénétrant de la région xiphoïdienne. Comme dans le cas précédent, le péricarde était parfaitement intact. (*Recueil des actes de la Société de Lyon*, 1798, p. 200.)

Nous pourrions citer un assez grand nombre de faits semblables. Il est prouvé, en effet, que les projectiles lancés par les armes à feu peuvent amener la rupture du cœur, sans léser le péricarde et même les côtes et la peau. Il semble que la mobilité du cœur doit lui faire éluder souvent l'action des corps contondants ; néanmoins cette action est manifeste, et quand elle est assez considérable pour produire une dilacération des fibres du cœur, la mort est presque instantanée.

Il est une autre cause non moins intéressante que la précédente, c'est le passage d'une roue de voiture sur le thorax.

Chaussier, ayant eu l'occasion de voir un cas semblable, en chercha l'explication, et, pour cela, établit des expériences sur des animaux vivants.

Il comprima avec une pince le tronc aortique d'un chien, et presque aussitôt, il vit le ventricule gauche et l'oreillette du même côté se déchirer. Il exerça ensuite la même manœuvre sur l'artère pulmonaire, et il constata une dilatation du ventricule droit, mais pas de déchirure.

De ces faits, il crut devoir conclure que la roue de voiture agissait de la même façon que la pince ; elle comprime l'aorte, le cœur se contracte, le ventricule et l'oreillette du côté gauche ne peuvent se vider, tandis qu'ils sont pressés par une colonne de liquide venant des veines pulmonaires, et la rupture du cœur se produit.

Nous n'avons pu répéter les expériences de Chaussier ; nous ne pouvons donc en faire la critique, mais la comparaison qu'il établit entre la roue de voiture et la pince nous semble un peu forcée ; nous pensons qu'il y a là un phénomène beaucoup plus simple et beaucoup plus facile à expliquer ; selon nous, la rupture du cœur est due, dans des cas semblables, à un véritable écrasement.

Nous comprenons difficilement la compression des vaisseaux qui partent du cœur, compression exercée par une roue de voiture, sans qu'il y ait en même temps une action directe sur le cœur.

Les causes occasionnelles des ruptures du cœur par cause interne sont très diverses. Disons de suite que tout effort brusque peut amener cet accident ; tels sont : la toux, les cris, les vomissements, l'action de se baisser pour ramasser un objet, les efforts pour aller à la selle (ainsi mourut George II, roi d'Angleterre) ; une attaque d'épilepsie, Tissot en cite un exemple d'après Short ; une émotion vive : Zimmermann nous apprend que Philippe V, roi d'Espagne, mourut subitement en apprenant la défaite de ses troupes près de Plaisance. Mais doit-on considérer comme exemple de rupture du cœur, produite par une émotion vive, celui que publie la *Gazette médicale*, 1852, p. 93 ?

Obs. III. — C'est un jeune homme de vingt ans qui roule dans un précipice, entraîné dans sa chute par un arbre. Il meurt au bout de quelques minutes. A l'autopsie on trouve une rupture du *péricarde* et du *ventricule gauche*. Le tissu propre du cœur était parfaitement sain.

Il nous paraît évident que dans ce cas la cause qui a produit la rupture du ventricule a amené également celle du péricarde. Or, il ne viendra à l'idée de personne de penser qu'une émotion, quelque vive qu'elle puisse être, produise une rupture du péricarde. D'ailleurs, nous ne pouvons admettre qu'aucune des causes occasionnelles que nous venons de citer puisse rompre le cœur s'il n'y a pas un état organique qui y prédispose.

Enfin, pour ne rien omettre, nous devons citer les efforts de l'accouchement. C'est un cas qui doit être fort rare, puisqu'il faut admettre encore une lésion organique du cœur, et ces lésions ne se trouvent généralement qu'à une époque où les fonctions génitales ne sont plus actives.

M. Dehous, dans sa thèse sur les morts subites pendant la grossesse, l'accouchement et l'état puerpéral, cite les ruptures du cœur comme causes de morts subites. Il en donne deux observations que nous sommes étonné de voir sous ce titre, car l'autopsie n'ayant pas été faite, la mort peut être attribuée aussi bien à d'autres causes.

Causes organiques.—Nous devons tout d'abord poser la question suivante : Y a-t-il des ruptures du cœur sans altération préalable du tissu propre de cet organe ?

Il y a un certain nombre d'années, les auteurs ne semblaient conserver aucun doute et admettaient comme possible la rupture d'un cœur sain. Dans ces derniers temps, ce genre de rupture fut mis en doute, en particulier, par le docteur Henroz, qui fit paraître, dans le journal l'*Expérience*, un article où il chercha à démontrer la non-existence de ces ruptures du cœur. M. Dezeimeris répondit, dans le numéro suivant, par un mémoire fort remarquable, du reste, où il passe en revue les diverses espèces de ruptures du cœur. Il s'applique surtout à démontrer l'existence des ruptures spontanées, sans lésion antérieure du tissu du cœur. Il reproduit une partie des faits déjà publiés dans les *Archives de Médecine* de 1834.

Admettant complétement les idées de M. Henroz, nous ne saurions mieux faire que de laisser parler cet auteur :

« M. Dezeimeris parle d'une observation de Plouquet, dans laquelle « le ventricule gauche était déchiré ; les fibres qui avaient » éprouvé la rupture, rapprochées les unes des autres, offraient » l'aspect d'une plaie faite par une balle de mousquet. On pou- » vait facilement introduire l'extrémité de deux doigts à travers » la déchirure, jusque dans la cavité ventriculaire. Du reste, la

» substance du cœur, loin d'être ulcérée ou amincie, était au
» contraire très forte (*cor robustissimum erat*). »

» Et d'abord, je crois qu'un cœur très fort, *robustissimum cor*, est
bien un cœur hypertrophié. Or, l'hypertrophie est une altération,
et, à ce compte, l'observation de Plouquet est ici déplacée. D'ailleurs est-il supposable qu'une large déchirure, qui offre l'aspect
d'une plaie faite par une balle de mousquet, et dans laquelle on
introduit facilement l'extrémité de deux doigts, est-il supposable
qu'une telle déchirure se produise dans un cœur *très robuste* par
l'unique expansion dont le sang est animé pendant les contractions
des ventricules? Cela ne paraît pas croyable. Il est plus naturel
de soupçonner que le tissu du cœur était plus fragile dans cet endroit qu'il ne devait l'être normalement. Ce fait ne sert donc d'aucune manière la cause pour laquelle on l'appelait en aide.

» On donne une observation du *Journal de Hufeland* comme
le fait le plus décisif que l'on connaisse, pour démontrer la possibilité des ruptures du cœur sans lésion antérieure du tissu de cet
organe. Or, il s'agit, dans cette observation, d'une rupture surve-
nue chez un homme de soixante-huit ans en proie à de violents
chagrins et à la suite d'une longue promenade. A l'autopsie, on
trouva *le cœur un peu pâle, entouré d'un peu de graisse à sa base
et un peu plus mou que ne le sont ordinairement les muscles complétement refroidis.* Evidemment ce cœur n'était pas sain ; on ne
peut le ranger parmi les cas où la rupture s'opère sans lésion antérieure, après l'indication d'un affaiblissement de sa consistance.

» Dans une autre observation extraite d'un Mémoire de M.
Visconti, on rapporte que le cœur était très volumineux, c'est-à-
dire atteint d'hypertrophie. Or cette altération exclut le cas de la
catégorie de ceux où il n'y a point de lésion antérieure.

» Enfin on s'étaye encore de deux observations de Portal; mais
cet étai est fort mal choisi, car, dans la première, le cœur était
couvert d'une couche de graisse de plus de deux travers de doigt
d'épaisseur, et, dans la seconde, l'ouverture de l'aorte était très
rétrécie, les valvules étaient aussi dures qu'un cartilage, renver-
sées vers le cœur ; les parois du cœur avaient leur solidité *à peu
près* naturelle ; et ce qu'il y a de remarquable, c'est qu'auprès de
cette ouverture contre nature (la perforation) il y avait une fos-
sette bouchée par une membrane très mince, qui n'était point
percée. L'oreillette gauche, les vaisseaux pulmonaires et le ventri-

cule droit étaient très dilatés, et les parois de celui-ci étaient *extrêmement minces*. Rien ne justifie donc, dans ces deux observations, l'usage que l'on a voulu en faire, pour démontrer l'existence de ruptures spontanées du cœur sans altération précédente. » *Jour. l'Expérience, t. III, pages 91, 92.) »*

M. Dezeimeris cite encore les quatre observations de M. le professeur Rostan; mais elles ne prouvent rien de plus que les précédentes; nous voyons, en effet, que dans ces cas le cœur était hypertrophié dans une grande partie de son étendue et aminci là où la déchirure s'est produite; de plus, des incrustations calcaires obstruaient l'aorte et les artères coronaires. Ne sont-ce pas là des lésions suffisantes pour expliquer la rupture du cœur? Enfin, on donne encore comme exemple de rupture du cœur sans lésion antérieure une observation d'Ollivier (Dict. en 25 vol.) et une autre de M. Andral. Dans la première il est dit que *les bords de la rupture étaient un peu amincis, sans ramollissement notable.* Dans la seconde, on dit positivement que le tissu du cœur n'avait subi aucun ramollissement; mais il y avait *cinq perforations oblongues dans la paroi postérieure du ventricule gauche et de plus une perforation de l'estomac!* N'est-ce pas là, comme le dit encore M. Henroz, une sorte de témoignage confirmatif de l'existence supposée d'une altération analogue dans la substance du cœur?

En résumé, nous voyons qu'aucun des faits cités ne prouve l'existence des ruptures du cœur sans lésion antérieure de cet organe. Nous avons recueilli nous-même un grand nombre d'observations très détaillées et parfaitement rédigées (telles sont celles, par exemple, que l'on trouve dans les bulletins de la Société anatomique), et pas un de ces faits n'est venu prouver la réalité de ces ruptures.

Abordons enfin les lésions organiques qui peuvent amener la rupture du cœur.

Nous avons recueilli quarante-neuf observations suffisamment détaillées, pour avoir pu les classer de la manière suivante :

Douze cas compliqués d'apoplexie du cœur, et qui appartiennent à M. Lacanal (*Bull. de la Soc. anat.*, 1843), M. Denoueh (Thèse de Paris, 1852), M. Durand-Fardel (*Bull. de la Soc. anat.*, 1839, 2 Obs.), M. Gachet (*Bull. de la Soc. anat.*, 1832), Tengmalm *Dissert. de ruptura cordis;* Upsal, 1785), M. Rostan (*loc. cit.*, (2 Obs.), M. Cruveilhier (*Anat. path.*, liv. xx), M. Cruveilhier

— 11 —

(*Anat. path.*, fasc. 3), Akermann (Dezeimeris, *loc. cit.*), Ferrus (Corvisart, *Maladies du cœur*, page 268), M. Elleaume (Observ. 10 de ce travail).

Puis viennent 10 ruptures avec dégénérescence graisseuse de l'organe. Ces faits sont dus à M. Bouillaud (*Maladies du cœur*, t. II, page 264), M. Taylor (*Arch. gén. de méd.*, 1844), M. Roché (*Journ. des conn. méd.-chirurg.*, 1844-45, 2 observat.), M. Bertherand (*Gaz. méd. de l'Algérie*, 1856), Hodgson (*Maladies des artères et des veines*, t. I, page 45), Portal (*Mém. de l'Acad. roy. des sciences*, 1784), M. Carrier (*Journ. universel des sciences méd.*, t. XXXV), Robert Adams (Dezeimeris, *loc. cit.*), Feldham (Dezeimeris, *loc. cit.*).

10 observations avec complication d'anévrysme vrai du cœur ; ce sont celles de Galeati (Dezeimeris, *loc. cit.*), Balardini (*Ann. d'Omodei*, 1829), Astley Cooper (Dezeimeris, *loc. cit.*), Thurnam (*Med. chir. Transact. of London*, t. XXI, 1838, 7 obs.).

8 cas avec ramollissement sénile du cœur, tel que l'a décrit M. Blaud ; ce sont ceux de M. Blaud (*loc. cit.*; 4 obs.), M. Campbell (*Bull. de la Soc. anat.*, 1847), M. Rostan (*loc. cit.*, 1re et 2e obs.), M. Elleaume (obs. 4 de ce travail).

3 ruptures avec cardite, publiées par M. Gueneau de Mussy (*Arch. gén. de méd.*, t. XXII, et même recueil, t. XXVI), M. Hippolyte Cloquet (*Bull. de la Fac. de méd. de Paris*, t. III, page 219).

2 observations de rupture avec abcès du cœur, appartenant à Mott (*Trans. of the physico-medical Society of New-York*, 1817), Erdmann (Dezeimeris, *loc. cit.*).

Un cas de rupture avec anévrysme de l'artère coronaire, dû à M. Peste (*Arch. gén. de méd.*, 1843).

Un cas très curieux de rupture avec tumeur stéatomateuse comprimant les nerfs vagues, publié par M. Franck (*Prax. med.*, t. II, sect. 2, page 292).

2 observations de rupture avec hydatides développées dans la substance du cœur, observations dues à Streinz (Dezeimeris, *loc. cit.*), et à M. le professeur Dubois (*Gaz. des Hôpit.* 1857).

D'après ce tableau, nous voyons qu'un certain nombre de lésions organiques du cœur jouent un rôle important dans les ruptures de cet organe. Mais il est une autre lésion qui, bien que ne produisant pas directement la rupture, ne doit pas néanmoins être passée sous silence. Nous voulons parler des lésions de nutrition du cœur, lésions consécutives à une altération des vaisseaux et des nerfs. Nous savons déjà qu'un anévrysme des artères coronaires et la compression des nerfs vagues peuvent causer la rupture du cœur, nous donnerons plus loin ces deux observations fort curieuses; mais nous voulons insister ici d'une manière toute particulière sur les altérations que subissent souvent les artères coronaires; ce sont là, croyons-nous, des lésions qui jouent un très grand rôle dans certains états organiques du cœur, et consécutivement dans les ruptures.

« Aux causes qui peuvent produire la rupture du cœur, dit
» M. Aran, il faut joindre les altérations des vaisseaux coronai-
» res, et principalement des artères de ce nom, qui peuvent pro-
» pager leur travail morbide aux parois cardiaques, et par suite
» en amener la perforation. » (*Des morts subites*, thèse d'agrégation. Paris, 1853.)

Nous sommes heureux de pouvoir admettre complétement l'opinion d'un auteur dont l'autorité est si grande pour tout ce qui a rapport aux maladies du cœur. L'ossification des artères coronaires a, croyons-nous, une très grande importance dans certaines lésions organiques du cœur; aussi devons-nous être fort surpris de voir que l'attention des auteurs s'est à peine portée de ce côté. On s'est beaucoup occupé de l'ossification des artères au sujet de l'apoplexie cérébrale, et c'est à peine si dans les observations de maladies organiques du cœur il est question de l'état des artères coronaires. C'est là cependant une altération dont les effets doivent être beaucoup plus remarquables que dans toute autre région du corps.

Le cœur est isolé dans la poitrine, il est comme suspendu au moyen des vaisseaux qui en partent ou qui y arrivent. Un seul, l'aorte, pourvoit à sa nutrition par les deux artères coronaires. Il n'est pas sans quelque importance de rappeler en peu de mots l'origine de ces artères. L'artère coronaire droite naît au-dessus ou au niveau du sinus de Valsava droit ou antérieur, entre l'artère pulmonaire et l'appendice auriculaire droit. Elle marche entourée de graisse dans le sillon transversal du cœur droit, sur sa face inférieure ou postérieure, de là se contourne pour passer dans le sillon longitudinal postérieur. L'artère coronaire gauche naît du sinus de Valsava gauche ou au-dessus de lui, entre l'artère pulmonaire et l'appendice auriculaire gauche, et se contourne à gauche pour gagner le sillon transversal du cœur gauche. (G. Theile,

Encyclopédie anatomique , traduction de l'allemand par Jourdan.)

Nous voyons donc que les artères naissent immédiatement au-dessus des valvules, à la naissance de l'aorte. Or, nous savons combien, à un certain âge, il est fréquent de trouver les valvules sigmoïdes et l'aorte, surtout à sa naissance, incrustées de dépôts calcaires ; on comprend donc facilement comment ces plaques pourront envahir et oblitérer plus ou moins complétement l'orifice des artères coronaires ; de là des troubles dans la circulation propre du cœur. Puis il n'est pas rare, et dans ce cas il n'est pas nécessaire de se livrer à un examen bien approfondi, il n'est pas rare, disons-nous, de trouver ces artères envahies dans une grande partie de leur étendue par la matière calcaire. D'un autre côté, nous ne trouvons pas au cœur ce que nous admirons avec tant de raison dans les autres parties du corps. Ne voyons-nous pas, par exemple, la ligature de la fémorale, faite à son origine, n'amener le plus souvent aucun accident ; c'est que la circulation se rétablit dans le membre au moyen de nombreuses anastomoses qui existent entre les branches de la fémorale et l'hypogastrique. Au cœur nous n'avons que deux artères s'anastomosant entre elles, mais pouvant être facilement altérées toutes deux. Quand cet état se produit, le cœur, ne recevant plus qu'incomplétement le sang nécessaire à sa nutrition, doit subir des changements ; de là la dégénéréscence graisseuse, le ramollissement, l'apoplexie de cœur et consécutivement sa rupture.

Il est une autre altération des artères beaucoup moins connue que la précédente, et qui cependant mérite d'être étudiée avec soin. Manquant nous-même de données bien précises, nous ne ferons que l'indiquer et en recommander l'étude aux anatomo-pathologistes. Nous voulons parler d'une dégénérescence graisseuse des artères qui a été étudiée surtout sur l'artère ophthalmique par Edwin Canton. Cette dégénérescence graisseuse avait été déjà constatée pour plusieurs autres artères. Le docteur Gulliver (*Medico-chirurg. Trans.*, nº XXVI) prétend que, chez les vieillards, c'est une altération extrêmement commune. Il a démontré que les plaques osseuses contiennent de la graisse, et que les artères ossifiées présentent toujours une dégénérescence graisseuse plus ou moins complète. En sorte que cet état graisseux des artères semblerait précéder le dépôt de matières calcaires. Dans ces dernières années, on s'est beaucoup occupé, en Angleterre surtout, d'une altération particulière de la cornée, connue sous le nom d'arc sénile. Edwin Canton, qui a attiré d'une manière toute particulière l'attention sur ce sujet, s'est livré à des recherches nécroscopiques très nombreuses, et il est arrivé à conclure que la dégénérescence graisseuse des artères ophthalmiques est très commune chez les vieillards ; il prétend que l'on examine rarement le cerveau d'un vieillard sans en trouver des traces plus ou moins évidentes.

Les mêmes faits ont été constatés par le docteur Schön.

Nous verrons plus loin ce que nous devons penser du rapprochement que l'on a fait de l'arc sénile et du ramollissement graisseux du cœur. Qu'il nous suffise pour le moment de signaler cette altération des artères ; altérations que nous croyons assez fréquentes au cœur.

Nous le répétons, nous ne pouvons malheureusement rien affirmer, mais nous serions heureux de voir l'idée que nous soumettons amener des recherches qui ne peuvent être que très profitables à la science.

Les divers états organiques du cœur, que nous considérons comme étant le plus souvent produits par cette altération dans la nutrition du cœur, ne sont guère mieux connus. C'est à peine si les pathologistes parlent de l'apoplexie du cœur, de la dégénérescence graisseuse, du ramollissement sénile ; ce sont là des affections dont l'histoire tout entière est à faire ; nous nous proposons de décrire prochainement l'apoplexie du cœur, c'est là une étude toute nouvelle, puisque M. le professeur Cruveilhier est le premier qui l'ait indiquée dans son grand ouvrage sur l'anatomie pathologique. Nous en donnons, plus loin, un nouvel exemple fort remarquable.

M. Blaud a décrit un état du cœur inconnu avant lui, c'est le ramollissement sénile. Nous sommes heureux de pouvoir en donner une observation nouvelle, que nous devons ainsi que l'observation X à notre excellent ami le docteur Dolbeau.

Obs. IV. — Le nommé B..., âgé de quatre-vingt-quatre ans, est à l'hospice de Bicêtre depuis plusieurs années. Parfaitement constitué, d'une taille petite et d'un embonpoint considérable, il a toujours joui d'une excellente santé, au dire de ses parents.

Huit jours avant sa mort, il se plaint d'un malaise général, sans plus s'en inquiéter. Étant à jeun, il sort de jouer aux cartes, lorsque, désirant prendre un mouchoir, il arrive à son lit et tombe comme une masse sans proférer un cri. Le facies est très pâle, la respiration est stertoreuse, les membres sont froids et dans une résolution complète. Le malade meurt au bout de huit ou dix minutes, sans qu'on ait pu lui porter aucun secours.

Autopsie, quarante-huit heures après la mort. — L'aspect extérieur du cadavre ne présente rien d'anormal, si ce n'est une ecchymose du cuir chevelu, due à la chute faite au moment de l'accident.

Le panicule graisseux sous-cutané est très-développé. On incise le péricarde, que l'on trouve rempli par de la sérosité et des caillots qui, enveloppant presque complétement le cœur, ont une consistance molle et une couleur noire rougeâtre. La quantité de sang épanché peut être évaluée environ à quatre palettes.

Après avoir débarrassé le cœur de tout le sang qui l'entoure, il apparaît recouvert de graisse et présentant à sa surface un grand nombre de plaques laiteuses. Son volume est normal, peut-être même est-il un peu plus petit.

Sur la paroi externe du ventricule gauche, on trouve : 1º à la pointe, près de la cloison, une fente verticale d'un centimètre et demi de long ; 2º une fente de même dimension verticale, située à la base près du sillon auriculo-ventriculaire, et un peu au-dessous de l'auricule gauche.

Ces deux ruptures ont des bords frangés et déchiquetés. A l'intérieur du ventricule on remarque deux déchirures correspondant aux précédentes. Le trajet qui réunit les deux orifices est anfractueux et irrégulier. Les orifices internes sont plus petits que les externes. On ne trouve pas de caillot sanguin dans les parois du cœur, au niveau des ruptures. La déchirure supérieure correspond exactement à la valvule mitrale.

Sur le ventricule droit, près de la base, se voit une déchirure transversale longue de 2 centimètres ; elle présente les mêmes caractères que les ruptures du cœur gauche ; l'orifice interne est plus petit que l'externe, et correspond à la valvule tricuspide.

Le grand sinus de l'aorte est un peu développé ; on y remarque quelques plaques osseuses. Les valvules auriculo-ventriculaires sont indurées, et la valvule mitrale présente une légère ulcération. L'artère coronaire antérieure et ses branches sont complétement ossifiées, tellement qu'on ne peut les ployer sans les briser.

Les parois du cœur sont épaissies aux dépens de la cavité ventriculaire.

La coupe est granuleuse, d'une couleur rouge jaunâtre ; le tissu est pulpeux et ramolli. Le doigt y laisse son empreinte, le stylet y pénètre sans pression. C'est un ramollissement sénile avec tendance à la dégénérescence graisseuse, surtout au niveau des ruptures. Dans ces points, les parois sont plus minces, le péricarde viscéral plus épais et s'isolant plus facilement. Les cavités du cœur et des gros vaisseaux sont vides de sang ; il n'y a aucun obstacle à la circulation. Le crâne présente une ossification complète de toutes ses artères ; les poumons sont sains, gris ardoise et privés de sang.

Nous voyons que ce fait peut être rangé à côté de ceux de M. Blaud ; c'est évidemment un cas de dégénérescence sénile du cœur, telle que l'a décrite ce médecin. Remarquons que les cavités du cœur et des gros vaisseaux sont vides de sang, et qu'il n'y a nul obstacle à la circulation. Nous avons dit précédemment que cette dégénérescence était due le plus souvent à l'ossification des artères coronaires. *On ne peut les ployer sans qu'elles se brisent,* est-il dit dans notre observation ; c'est là un point qui doit attirer, je crois, l'attention des anatomo-pathologistes ; aussi est-il regrettable que M. Blaud ne nous ait dit absolument rien des artères cardiaques.

Il est un autre état organique qui joue un rôle important dans les ruptures du cœur, nous voulons parler de l'anévrysme partiel du cœur. Dans ces cas, la rupture est cependant une terminaison plus rare qu'on ne serait porté à le croire. M. Monneret a réuni dix-neuf observations d'anévrysme partiel du cœur ; il n'a trouvé que trois ruptures du cœur. Thurnam, dans un travail fort remarquable, a vu la rupture sept fois sur quarante anévrysmes. Cette terminaison ne se montre donc que dans le cinquième des cas.

Disons-le en passant, nous pensons, comme M. le professeur Cruveilhier, que la plupart de ces anévrysmes viennent à la suite d'une apoplexie du cœur. « Il se pourrait, dit cet auteur
» (*Atlas d'an. path.*, fasc. 3), que dans ce dernier cas (celui où
» le foyer hémorrhagique s'ouvrirait dans le ventricule), la por-
» tion des parois du cœur qui reste intacte fût suffisante pour ré-
» sister à l'effort du sang ; alors existerait une petite poche ané-
» vrysmale dans l'épaisseur des parois du cœur. Cette poche sans

» cesse irritée par l'effort du sang, qui, à chaque contraction, est
» poussé avec une force donnée contre les parois du cœur, se
» cicatrisera, s'organisera, et ses parois subiront successivement
» la transformation cartilagineuse et osseuse... »

L'état graisseux du cœur peut être une cause de rupture. Il y
a là peut-être encore une conséquence de l'altération des artères
coronaires. Hodgson, dans son *Traité des maladies des artères et
des veines* (t. I, p. 45), en publie un cas remarquable.

Obs. V. — C'est une dame âgée de soixante-dix ans, qui, un
an avant sa mort, a une attaque d'apoplexie. Elle meurt subitement. Les poumons étaient parfaitement sains ; le péricarde était
distendu par environ 12 onces d'un sang coagulé, très foncé, qui
s'était épanché par une rupture faite à la partie antérieure du
sommet du ventricule gauche. Ce déchirement avait 1 pouce de
long à la surface interne du cœur, et, extérieurement, n'avait
guère qu'un quart de cette étendue.

Le cœur avait une grande quantité de graisse molle, et ses fibres musculaires étaient très remarquables par leur flaccidité et
leur atténuation, surtout autour du déchirement du ventricule
gauche. Les artères coronaires étaient encroûtées de matière calcaire, et il y en avait une si grande quantité dans celle qui se
distribue au côté gauche du cœur, que sa cavité en était complétement oblitérée. La membrane du ventricule était opaque ; les valvules semi-lunaires de l'aorte étaient dans leur état naturel ; mais
une croûte étendue de matière calcaire entourait l'origine des artères coronaires. La membrane interne de l'aorte, devenu cartilagineuse, était parsemée de points calcaires nombreux, dont
quelques-uns se détachaient et s'avançaient dans la cavité du
vaisseau.

Nous trouvons trois cas de rupture du cœur à la suite de cardite : deux appartiennent à M. Gueneau de Mussy, et l'autre à
Hippolyte Cloquet. C'est là une cause rare relativement aux précédentes.

M. Durand-Fardel a publié une observation sous le titre de
*Rupture du cœur avec ramollissement inflammatoire de cet or-
gane ;* nous la donnons ici à cause de ses détails curieux d'anatomie pathologique.

Obs. VI. — La nommée A..., indigente à la Salpêtrière, âgée

de soixante-douze ans., faisait habituellement des excès de bois-
son; elle était presque toujours ivre et dépensait pour cela seul
25 francs qu'elle recevait tous les mois. Elle ne buvait guère que
du vin. Elle avait l'intelligence engourdie comme la plupart des
femmes de son âge qui ont l'habitude de s'enivrer.

On ne peut fournir aucun renseignement précis sur l'état ha-
bituel de sa santé. On dit seulement qu'elle paraissait souvent
souffrante, et était obligée d'aller de temps en temps à l'infirmerie. Elle entra le 18 décembre 1839 au n° 3, salle Saint-Paul, se
plaignant vaguement de la tête, et n'offrant rien de caractérisé.
Le fait est qu'elle a été observée avec peu de soin, parce qu'elle
ne semblait pas malade. On remarque seulement quelque chose
d'un peu étrange dans sa physionomie, qui fixe un instant l'attention du côté du cerveau. Mais les fonctions de cet organe ne
présentaient aucun trouble. Rien ne fut noté du côté des organes
de la circulation.

Le 24, elle demanda sa sortie, qui lui fut accordée. Elle descen-
dit seule l'escalier de l'infirmerie; puis, arrivée à la grille, elle
tomba sans connaissance et mourut à l'instant même.

Autopsie. — L'arachnoïde contient plusieurs cuillerées de sérosité limpide; opacités assez considérables de son feuillet viscéral. La pie-mère contient une quantité considérable de sérosité
transparente. Les circonvolutions du cerveau sont médiocrement
écartées; les parois des artères cérébrales sont blanches et très
épaisses. La substance blanche des hémisphères est assez fortement
injectée. On y remarque en outre une dilatation générale de ses
vaisseaux, caractérisée par un certain nombre de petites ouver-
tures qui la criblent, et dont on voit sortir de petits vaisseaux
vides. Ces criblures sont peu nombreuses, mais constituent cependant une disposition qui n'est pas normale. La consistance du cerveau est convenable; cependant les coupes que l'on fait dans le
centre des hémisphères ne donnent pas de surfaces tout à fait
aussi lisses et aussi unies qu'à l'ordinaire. Cela semble tenir à un
peu moins de compacité de la substance cérébrale; les ventricules
sont assez dilatés. Rien à noter dans le reste de l'encéphale.

Le péricarde est très dilaté et fluctuant; il offre une teinte noirâtre. Incisé, il s'en écoule plusieurs verres de sang liquide, mêlé
de sérosité. Le cœur et l'origine des gros vaisseaux sont envelop-
pés d'une couche de sang noir, coagulé, de plus d'un demi-pouce

d'épaisseur, très compact, et se laissant enlever par larges lambeaux comme une membrane épaisse. Ce caillot est revêtu sur les deux faces d'une pellicule très mince, transparente, que l'on détache avec l'ongle.

Le cœur, débarrassé de ce sang, présente un volume normal, une grande fermeté, une certaine quantité de graisse. Le sang épanché dans le péricarde n'a laissé aucune trace sur sa surface, point de taches ni de plaques blanches. Sur la face postérieure du ventricule droit, près de la rainure interventriculaire, à un pouce et demi de la pointe du cœur, on trouve une sorte d'ecchymose sous-péricardique, à peu près quadrilatère, occupant une surface presque équivalente à celle d'une pièce de 50 centimes. Dans tout cet espace, le péricarde est détaché de la surface du cœur et soulevé par une petite quantité de sang. Vers un des bords de cette altération, on trouve une petite perforation de la portion soulevée du péricarde, à peu près quadrilatère, et qui laisserait à peine passer la tête d'une grosse épingle. Un stylet introduit par cette ouverture dans l'espace circonscrit qui régnait dans ce point entre le péricarde et le cœur, pénètre par sa seule pesanteur dans une ouverture, qui, placée à la limite gauche de cet espace, plonge dans le tissu du cœur en se dirigeant de droite à gauche et un peu d'arrière en avant, à travers la cloison, et vient se faire jour dans la cavité du ventricule gauche, à l'union de sa face postérieure avec la cloison et à quelques lignes au-dessous de la valvule mitrale. La cavité du ventricule gauche est pleine de sang noir coagulé, ferme comme celui qui environnait le cœur. On trouve autour de la perforation, dans l'étendue d'une pièce de 2 francs, une couche mince de fibrine rosée, disposée en fragments inégaux et friables, bien adhérents à l'endocarde. Au-dessous, ce dernier a perdu l'apparence lisse et brillante qui lui est ordinaire. L'orifice de la perforation se distingue mal au fond des intrications musculaires du ventricule. Son trajet incisé (il est oblique sans paraître sinueux), on en trouve la cavité remplie de sang noir et coagulé, adhérent à ses parois. Ces dernières, mollasses, friables surtout, ne se laissent pas pénétrer par un jet d'eau ; elles sont jaunâtres et rougeâtres. Cette friabilité s'étend à quelques lignes au delà du trajet. Le tissu du cœur dans cette étendue présente çà et là des taches d'un blanc jaunâtre, puis de petites infiltrations sanguines, circonscrites. Le reste du tissu du cœur est tout à fait sain ; point d'épaississement ni d'opacité de l'endocarde. Le bord adhérent de la valvule mitrale est très épais, fibreux, ossifié dans une partie de son étendue ; point d'altération de l'orifice aortique. Epaississement considérable des membranes de l'aorte.

Est-ce bien là une inflammation partielle du cœur ? nous n'en croyons rien.

L'auteur semble appuyer son opinion sur le passage suivant : « On trouve autour de la perforation (interne), dans l'étendue d'une pièce de 2 francs, une couche mince de fibrine rosée, disposée en fragments inégaux et friables, bien adhérents à l'endocarde. Au-dessous, ce dernier a perdu l'apparence lisse et brillante qui lui est ordinaire. . . . .
Le tissu du cœur est jaunâtre, rougeâtre ; il présente çà et là des taches d'un blanc jaunâtre, puis de petites infiltrations sanguines circonscrites. » Remarquons que l'auteur commence sa description par celle d'un foyer sanguin sous-péricardique ; de plus il trouve une infiltration sanguine dans la substance du cœur. L'auteur nous dit aussi que cette femme est malade depuis longtemps, et s'est présentée plusieurs fois à l'infirmerie ; n'est-il pas probable que ces taches jaunâtres sont dues à d'anciens petits foyers apoplectiques décolorés? Quant à cette fibrine rosée très adhérente, n'est-ce pas là un ancien caillot qui se sera formé à la suite de ces troubles dans la substance du cœur, troubles qui n'auront pas suffi pour amener la rupture du cœur? Il est probable alors que c'est le foyer apoplectique sous-péricardique qui aura déterminé cet accident.

Les abcès du cœur peuvent amener la rupture de l'organe ; ces abcès pourront être la terminaison d'une inflammation du tissu propre du cœur ; ils pourront aussi avoir une origine moins bien déterminée, comme dans le cas cité par Mott.

Il est une cause probablement fort rare, puisque l'on n'en connaît encore qu'un seul exemple, c'est la compression des nerfs vagues amenant la rupture du cœur. Voici le fait.

Obs. VII.—Le professeur de chirurgie de l'Université de Wilna, Niszkowski, homme âgé d'environ quarante ans, d'une constitution lymphatique, éprouvait fréquemment, depuis l'année 1814, et particulièrement le matin, de l'anxiété, des nausées, des vomissements, dont il était surtout tourmenté sous l'influence des préoccupations pénibles d'esprit et des veilles trop prolongées. A un peu de fréquence près, le pouls était normal ; il ne s'était jamais plaint.

de palpitations ni de rien qui pût faire supposer l'existence d'une maladie du cœur. Le 31 du mois d'août 1816, il s'était promené avec le professeur Jos. Frank, sur les bords de... Le 3 septembre, à six heures du matin, on vint chercher ce dernier en toute hâte en lui annonçant que son confrère était mourant. Jos. Frank le trouva le visage défait, dans la plus grande anxiété, n'ayant pas de position, éprouvant une douleur violente sous le sternum, ayant le pouls fréquent, petit et irrégulier. Il conservait, d'ailleurs, toute sa connaissance, et raconta qu'après un sommeil agité, il avait été pris de ses vomissements habituels, mais avec plus de violence que de coutume ; ce qui l'avait laissé dans une entière faiblesse.

Nonobstant cette débilité, on pratiqua une saignée de 9 onces ; elle fut suivie d'un peu de soulagement. Il était évident, néanmoins, que le malade était encore en danger de mort. Les médecins ne le quittèrent point. A six heures du soir, les angoisses devenaient plus vives que jamais ; le malade sauta du lit, prit une chaise et s'écria : « Ah ! je suis bien mal, ma maladie est grave et sera longue. » Il avait à peine prononcé ces mots qu'il tomba en syncope, eut quelques mouvements convulsifs de la tête, et expira entre les bras de Joseph Frank.

On trouva le péricarde rempli de sang ; le ventricule gauche du cœur présentait une déchirure verticale d'un pouce de long. Ce viscère, dans un état normal en apparence, était tellement friable que, quoiqu'on le maniât avec précaution, il se déchira sous le doigt dans un autre point. Les nerfs vagues, au moment où ils entrent dans la poitrine, étaient l'un et l'autre le siége de tumeurs stéatomateuses. Une autre tumeur de même nature, de la grosseur d'un œuf de poule, occupait le côté droit du cou, et simulait un goître.

Jos. Frank regarde ces tumeurs des nerfs comme ayant été la cause des vomissements habituels et du ramollissement du cœur, ramollissement qui mit cet organe hors d'état de résister aux efforts de vomissement. Un caillot de sang, formé après la rupture, mit peut-être obstacle au passage du sang dans le péricarde, et c'est pour cela que le malade survécut pendant plus de douze heures. (*Prax. med. præcepta*, t. II, part. II, sect. 2, p. 292.)

Il est une autre cause qui ne paraît pas moins rare que la précédente et qu'il est bon de connaître : c'est la formation d'un anévrysme de l'artère coronaire ; M. Peste en a donné une observation que nous reproduisons ici.

Obs. VIII. — R..., âgé de soixante-dix-sept ans, ancien corroyeur, fut apporté dans la salle du service de M. Rochoux, le 19 juin 1843, à sept heures du matin ; il venait de mourir subitement.

J'obtins quelques renseignements sur cet homme : il était d'une grande sobriété, ne faisant jamais d'excès et jouissant habituellement d'une excellente santé. Il y a vingt-huit mois, il fut surpris par une attaque d'apoplexie, à la suite de laquelle il resta complétement privé de l'usage des membres du côté gauche. Admis à l'hospice de Bicêtre depuis environ huit mois, il avait constamment gardé le lit. Possédant toute son intelligence, il ne s'était jamais plaint d'aucune souffrance. Cependant, le 15 juin, il mangea assez copieusement, et bientôt après il eut deux ou trois vomissements. Dès cette époque il éprouva du malaise, de la gêne de la respiration ; il perdit l'appétit. Des douleurs se firent sentir dans la région précordiale, douleurs quelquefois très vives. Rien cependant ne faisait soupçonner une mort rapide, lorsque le 19 juin au matin il mourut subitement.

Autopsie, vingt-sept heures après la mort.— La jambe gauche est fléchie et impossible à étendre, comme elle l'était durant la vie ; l'avant-bras gauche est dans une forte pronation. Les doigts sont rapprochés, fléchis, la paume de la main regarde en dehors ; hydrocèle volumineuse à gauche. Embonpoint considérable ; le tissu adipeux offre une épaisseur de 2 centimètres.

Quand on met à nu le péricarde, il paraît bleuâtre et considérablement distendu. On fait une petite incision, et l'on voit s'échapper aussitôt un jet de sérosité sanguinolente. Le péricarde ouvert dans toute son étendue, le cœur apparaît complétement englobé dans un caillot volumineux, consistant, et qui se détache tout d'une pièce ; il équivaut au moins à une palette et demie de sang. A la partie antérieure et moyenne du ventricule gauche existe une rupture d'environ 14 millimètres d'étendue, bifide inférieurement, dirigée de haut en bas et de gauche à droite, c'est-à-dire transversalement aux fibres du cœur.

Les bords de la déchirure sont inégaux, offrant l'aspect d'un morceau de drap déchiré ; on voit à l'entour une fausse membrane assez mince et ne se prolongeant qu'à peu distance de l'ouverture. Le cœur est recouvert d'une couche de graisse assez épaisse, surtout à la base : là on voit à peu de distance de l'origine de l'artère coronaire gauche du sang épanché. En recherchant d'où provient ce sang, on met à nu l'artère coronaire, et on arrive à une dilatation anévrysmale de cette artère, au point où elle se divise en plusieurs branches. Du reste, l'artère dans tout son trajet est dilatée et a au moins le volume de la brachiale.

L'anévrysme a le volume d'une grosse noisette et présente à sa partie inférieure une ouverture d'où le sang s'est épanché. Les bords de l'orifice sont très minces, on voit que l'usure s'est faite peu à peu. L'intérieur de l'anévrysme offre des caillots de sang, et l'on sent çà et là quelques paillettes osseuses. Les caillots sont fibrineux, comme on les rencontre ordinairement dans ces sortes de tumeurs. En dehors est du sang infiltré en caillots jusqu'auprès de l'orifice par lequel il s'est fait jour dans le péricarde. Quelques ossifications existent dans le reste de l'artère coronaire. Celle du côté droit a un volume normal.

Il faut savoir si la rupture pénètre dans le ventricule. Or, en l'ouvrant du côté opposé, on voit qu'il contient un peu de sang coagulé, et notamment un caillot fibrineux légèrement rougeâtre et adhérent à un point assez peu distant de celui qui correspond à la déchirure antérieure. Un stylet pénètre obliquement dans le ventricule ; l'orifice existe entre deux colonnes des parois de cet organe. Le tissu du cœur ne paraît aucunement ramolli ; le reste du cœur est sain, point de rétrécissement ni d'ossification des valvules. L'aorte contient une notable quantité de sang ; elle est d'une grande friabilité et présente à son intérieur un nombre assez considérable de petites lames osseuses.

Parmi les causes organiques, nous ne devons pas oublier la présence d'hydatides développées dans la substance du cœur ; c'est là un cas qui doit être très rare, puisque nous n'avons pu en trouver que deux exemples. Le suivant, publié par M. Dezeimeris, appartient à Streinz.

Oᴮˢ. IX. — Un charretier d'environ cinquante ans, asthmatique depuis bien des années, et d'une constitution fort détériorée, reçut un coup au milieu d'un violent accès de colère, et tomba mort sur la place. L'autopsie fit découvrir une rupture du cœur. La substance de cet organe était hypertrophiée et parsemée, sur tous les points, d'une multitude innombrable de petites hydatides. Cet état de l'organe central de la circulation fut considéré comme la cause de l'état valétudinaire et de la mort subite du sujet.

Le second exemple de rupture du cœur produite par la présence d'hydatides dans cet organe, appartient à M. le professeur Paul Dubois.

Obs. IX (bis). — Il y a quelques années une jeune femme accouchait, à la Clinique, de son troisième enfant. Les choses s'étaient passées comme d'ordinaire, quand la malade, éprouvant le besoin d'aller à la garbe-robe, demande un vase de nuit, s'assied et tombe à la renverse. On la relève, elle était morte. L'autopsie révèle la présence d'hydatides dans l'épaisseur des parois de l'oreillette gauche. Les parois amincies avaient donné passage aux hydatides dans le péricarde (*Gazette des Hôpitaux*, 1857).

Enfin, pour ne rien omettre, citons la présence de masses tuberculeuses ou cancéreuses dans la substance du cœur comme pouvant amener une rupture.

ANATOMIE PATHOLOGIQUE. — Lorsque l'on ouvre le thorax d'un individu mort à la suite d'une rupture du cœur, ce qui frappe tout d'abord, c'est le développement du péricarde. Ce dernier se montre sous la forme d'une poche volumineuse, conique, dont la base s'appuie sur le diaphragme, et le sommet remonte le long des vaisseaux partant du cœur.

Le péricarde a une teinte bleuâtre, présente une fluctuation manifeste, et l'on peut sentir à travers ses parois des corps mous irréguliers qui ne sont autre chose que des caillots sanguins. Dans la grande généralité des cas, cette membrane est intacte ; néanmoins on l'a trouvée déchirée ; dans ce cas, le sang était épanché dans la cavité thoracique. Ce fait n'est possible que dans les ruptures du cœur par violences extérieures.

Si on incise légèrement le péricarde, il s'en écoule une quantité variable de liquide rougeâtre. On agrandit l'incision, et l'on découvre le cœur entouré complétement par des caillots sanguins d'une épaisseur variable. Le poids de ces caillots semble varier entre 100 et 400 grammes. Il paraît naturel d'admettre que l'épanchement de sang dans le péricarde est en raison directe de la grandeur ou du nombre des déchirures du cœur. Il n'en est rien ;

l'examen des faits nous démontre que l'on ne peut établir aucune règle de ce genre.

Après avoir nettoyé avec soin le cœur du sang qui l'enveloppe, on ne tarde pas à voir le siége de la déchirure. Si nous étudions les observations de rupture du cœur, sans tenir compte des causes de ces ruptures, nous trouvons sur 71 cas :

> 45 ruptures du ventricule gauche.
> 12   —   —   droit.
> 9 ruptures de l'oreillette droite.
> 5   —   —   gauche.

Remarquons la prédominance considérable des ruptures du ventricule gauche ; c'est un fait qui nous paraît être mis aujourd'hui complétement hors de doute. Ce fut un point longtemps discuté. Morgagni, le premier, admet la fréquence plus grande des ruptures du cœur gauche ; il ne paraît cependant pas très certain du fait, car il ajoute que l'avantage n'est pas aussi marqué qu'il l'avait jugé d'abord.

Corvisart même ne paraît pas assuré du fait : « Il semble, dit-il, d'après les rapprochements que Verbrugge a faits sur ce point, que les ventriculés se déchirent plus fréquemment que les oreillettes, et même que des deux ventricules, le gauche, qui paraît, par son organisation, moins exposé à ces ruptures, en est néanmoins plus fréquemment le siége. »

J. Frank ne partage pas cette opinion. Sur dix-sept cas réunis par lui, huit s'appliquaient au ventricule droit et neuf au ventricule gauche. Il admet donc que la rupture est aussi fréquente à droite qu'à gauche. Son erreur vient de ce qu'il a recueilli surtout des ruptures par causes externes, qui sont, comme nous allons le voir bientôt, plus fréquentes au cœur droit.

Si on tient compte de la division établie en ruptures du cœur par causes externes et ruptures du cœur par causes internes, les choses ne sont plus les mêmes. Ainsi, sur les 71 ruptures que j'ai pu recueillir, 16 sont produites par une cause externe. Au point de vue anatomique, ces 16 faits se répartissent de la manière suivante :

> 6 ruptures de l'oreillette droite.
> 5   —   du ventricule droit.
> 3   —   de l'oreillette gauche.
> 2   —   du ventricule gauche.

Remarquons que le cœur droit présente 11 cas contre 5 seulement pour le cœur gauche ; la différence est donc de plus du double. Si nous nous demandons la cause de cette supériorité du cœur droit sur le gauche , nous la trouvons dans l'anatomie. En effet, quand les viscères sont dans leur position normale, les deux cœurs ne sont pas placés de front, le cœur droit est plus en avant que le gauche, qui est en grande partie recouvert par le précédent. Le cœur droit sera donc plus exposé aux violences externes que le gauche.

Remarquons encore la prédominance des oreillettes (9 fois) sur les ventricules (7 fois). Je n'insisterai pas sur ce fait, il nous faudrait un plus grand nombre d'observations.

Sur cinquante-cinq cas de ruptures du cœur par causes internes, nous avons :

> 43 ruptures du ventricule gauche.
> 3 — de l'oreillette droite.
> 2 — du ventricule droit.
> 2 — de l'oreillette gauche.

Ici le cœur gauche reprend la supériorité qu'il avait perdue dans le cas précédent. Si quelque chose doit nous frapper dans les ruptures du cœur, c'est de voir ces ruptures atteindre de préférence le cœur le plus épais, le plus résistant, celui, en un mot, qui semblerait devoir résister le plus longtemps. N'est-il pas surprenant de voir le ventricule gauche affecté de maladie presque exclusivement au ventricule droit ? Ainsi je démontrerai plus tard que l'apoplexie a son siége dans l'épaisseur du ventricule gauche. Parlerai-je du ramollissement sénile, qui, dans les neuf dixièmes des cas, a lieu dans le cœur gauche ?

Quel est le point du cœur qui est le plus souvent affecté de rupture ? L'observation nous démontre que, dans les trois quarts des cas, c'est à la partie antérieure que se fait cette déchirure, et, dans un quart seulement, à la partie postérieure. Les avis sont très partagés sur la hauteur à laquelle se font ces ruptures. Suivant les uns, ce serait à la pointe ; suivant les autres, ce serait à la base. Nous croyons qu'il y a de l'exagération de part et d'autre. Nous avons pu réunir 28 observations où la hauteur est notée avec quelque soin, et nous avons vu 11 fois la déchirure se faire à la base, 9 fois à la pointe et 8 fois à la partie moyenne. La différence n'est pas si grande entre ces chiffres, pour que l'on puisse en tirer une conclusion en faveur de l'une des deux opinions. Nous croyons donc que la rupture se fait presque aussi souvent à la base qu'à la pointe et à la partie moyenne.

Mais, un fait qui nous paraît mieux démontré, c'est que la déchirure se produit, dans le plus grand nombre des cas, dans le voisinage de la cloison. La longueur de la déchirure varie entre 4 millimètres et 54 millimètres ; la moyenne est de 20 millimètres. Cette déchirure se montre souvent au centre d'une tache noirâtre, formée par une infiltration sanguine entre les fibres musculaires. On voit souvent à la surface du cœur une ecchymose d'une étendue variable, et une ou plusieurs déchirures au pourtour. Quand il en existe plusieurs, il n'est pas difficile de voir qu'elles communiquent entre elles ; mais l'une d'elles est toujours en rapport direct avec l'ouverture interne. Quelquefois il s'est formé sous la tache ecchymotique un petit foyer sanguin apoplectiforme. Le sang, ainsi accumulé, a déchiré insensiblement les quelques fibres musculaires et le péricarde qui l'entourent, et il s'est fait jour au dehors.

D'autres fois, l'ouverture est large, béante, noirâtre, et ressemble à une plaie par arme à feu ; il semble alors que le sang a fait irruption avec une telle force, qu'il a déchiré largement les fibres musculaires, et qu'il a agi à la manière d'un emporte-pièce.

La déchirure est ordinairement à bords irréguliers, qui, lorsqu'on les rapproche, s'engrènent les uns dans les autres. Le plus souvent, cette rupture a la direction des fibres musculaires ; rarement elle est transversale. Cette déchirure transversale semble appartenir à la dégénérescence sénile du cœur. Dans ce cas, elle est multiple et elle se fait aussi bien dans le ventricule droit que dans le ventricule gauche.

Si l'on introduit un stylet dans l'orifice de la rupture, parfois on peut pénétrer directement dans la cavité ventriculaire ; mais souvent aussi le stylet se trouve arrêté, et ce n'est qu'après bien des tâtonnements que l'on pénètre dans le cœur ; dans ce cas, la sonde prend une direction oblique. Cette obliquité peut être telle, que l'orifice externe se trouve sur le cœur droit ; ce qui pourrait induire en erreur et faire croire à une rupture du cœur droit, si l'on ne se livrait à un examen attentif.

L'orifice interne se trouve généralement dans l'angle formé par la cloison et les parois ventriculaires : souvent aussi il est masqué par les colonnes charnues ; ce qui met sur la voie, c'est la présence d'un caillot sanguin s'engageant dans cet orifice; si ce caillot n'existe pas, la découverte de l'orifice interne pourra présenter de grandes difficultés, qui seront surmontées à l'aide du stylet.

Dans la majorité des cas, l'orifice interne est plus petit que l'externe ; dans le plus grand nombre des observations que j'ai sous les yeux, il est dit que cet orifice interne a la moitié, un tiers, un quart de l'étendue de l'orifice externe.

Si l'on fait une coupe horizontale du cœur au niveau de la déchirure, on reconnaît l'existence d'un trajet tantôt droit, tantôt sinueux et comme en zigzag ; ce trajet présente une coloration noirâtre, due à une infiltration sanguine. Ce canal peut être à peu près égal dans toute son étendue ; quelquefois aussi on trouve sur la partie centrale un élargissement notable, en forme d'ampoule remplie d'une quantité variable de sang coagulé. Ce caractère se trouve dans les cas où il y a eu apoplexie du cœur : en effet, il s'est fait là un petit foyer hémorrhagique qui s'est trouvé ainsi entre deux parois assez minces, séparé de la cavité ventriculaire et de la cavité péricardique. Cette hémorrhagie finit par rompre l'une de ces deux parois, et c'est le plus souvent l'externe. Il ne restera donc plus que la paroi interne, déjà bien désorganisée, souvent même altérée dans sa substance, pour résister aux efforts du sang faisant irruption dans le ventricule : dès lors la rupture est imminente, et souvent elle ne tardera pas à se faire.

D'autres fois ce sera la paroi interne du foyer apoplectique qui se rompra la première ; le sang se précipitera dans cette cavité, en distendra la paroi externe, et il pourra arriver deux choses : ou bien cette paroi ne pourra résister, et une déchirure se fera ; ou bien elle résistera en se distendant un peu, un caillot la tapissera en dedans, et l'on aura ainsi un anévrysme vrai.

Comme exemple d'une rupture du cœur avec foyers apoplectiques, nous citerons le fait suivant, curieux à plusieurs titres :

Obs. X. Le nommé V..., âgé de soixante-quinze ans, est mort à Bicêtre le 17 mai 1852. Nous ne pouvons nous procurer aucun renseignement sur ses antécédents. Le matin, il se lève comme de coutume ; quelques heures après, se sentant mal à l'aise, il se met au lit, et cause avec le garçon de salle, quand tout à coup, portant la main à son cœur, il s'écrie : « Mon Dieu, combien je souffre ! » Deux minutes après, il est mort. Le garçon a remarqué seulement une grande gêne de la respiration.

Autopsie, quarante-huit heures après la mort. — Le thorax est parfaitement sonore; la région précordiale seule est le siége d'une matité très prononcée, matité remontant au-dessus du sein gauche, et se perdant en dedans, sous le sternum. Le péricarde est distendu, une légère incision en fait couler une sérosité rougeâtre assez abondante ; en plongeant la main dans le péricarde, on en retire un caillot noir qui entoure le cœur ; ce caillot a 1 centimètre et demi d'épaisseur ; il est mou, noir à sa surface, rouge sur la coupe. Le cœur est petit, une couche de graisse le recouvre, surtout au niveau des sillons antérieurs et postérieurs, sur le ventricule droit et au niveau de la cloison ; la pointe surtout a l'aspect du tissu adipeux ; à 3 centimètres de cette pointe et un peu à gauche de la coronaire antérieure, sur la paroi antérieure du ventricule gauche; on trouve une ouverture en forme d'S, d'une étendue de 1 centimètre et demi environ ; les bords sont mâchés, déchiquetés, laissant voir des détritus de fibres charnues mélangées à du sang noir ; cette déchirure ressemble à une plaie par arme à feu.

A 4 centimètres en allant vers le bord gauche, on remarque une déchirure de 3 centimètres d'étendue. En ce point le péricarde- viscéral est complétement détruit, et le tissu propre du cœur est légèrement éraillé. Cette déchirure, comme la précédente, a sa plus grande longueur dans le sens vertical. Au-dessus de la première lésion et tout près du sillon antérieur, se trouve une troisième solution de continuité de 1 centimètre d'étendue et dirigée transversalement. Enfin, vers la pointe on trouve une ecchymose sous-séreuse assez étendue.

Le ventricule droit paraît normal, les parois ont environ un demi centimètre d'épaisseur ; le ventricule gauche est petit et a 2 centimètres et demi d'épaisseur. Dans l'angle formé par la cloison et la paroi externe de ce ventricule, on trouve une ecchymose; les colonnes charnues sont rompues au nombre de trois ou quatre, et le tout est recouvert d'un caillot gris, rougeâtre, très adhérent. Juste dans l'angle on voit une ouverture de 1 centimètre qui correspond à celle en forme d'S. L'ecchymose a la largeur d'une pièce de 5 francs. A l'intérieur, la couleur du cœur est à peu près normale ; cependant, relativement à la décoloration des fibres charnues, l'endocarde paraît plus rouge.

Les fibres du cœur sont décolorées ; sur la coupe, l'on trouve un grand nombre de points jaunes légèrement rougeâtres. Les fibres musculaires sont manifestement ramollies ; elles se séparent facilement les unes des autres. Dans tous les points ecchymosés on constate de petits caillots interposés entre les fibres musculaires.

L'aorte est dilatée ; les valvules sont ossifiées dans leur partie adhérente ; il y a une légère insuffisance aortique.

L'artère coronaire antérieure paraît plus volumineuse qu'à l'état normal.

Les autres organes sont parfaitements sains.

Remarquons ici que les déchirures sont multiples : il y en a de complètes et d'incomplètes. La substance du cœur est parsemée d'une foule de petits foyers apoplectiques.

Nous avons dit que, dans la majorité des cas, la déchirure externe était plus grande que l'interne. C'est ce que nous voyons dans cette observation, qui nous présente encore plusieurs déchirures incomplètes ou éraillures ; or, ces éraillures se font toujours à la surface externe ; d'après cela nous pensons donc que le plus souvent les déchirures se font de dehors en dedans, contrairement à ce que pense M. Cruveilhier.

Enfin, pour être complet, disons rapidement que l'on trouvera un grand nombre de complications que j'ai déjà énoncées à propos de l'étiologie ; tels sont les abcès, les tubercules, les hydatides, le cancer, etc.

Il est deux autres sortes de ruptures du cœur sur lesquelles nous ne ferons que passer ; je veux parler de la rupture de la cloison et de celle des colonnes charnues.

Les ruptures de la cloison sont assez rares, c'est à grand'peine si nous avons pu en réunir quelques cas ; nous ne citerons que le suivant, communiqué à la Société de chirurgie par M. Giraldès, au nom de M. Prescott-Hewett, chirurgien de l'hôpital Saint-Georges.

Obs. XI. — Un jeune homme de douze ans tomba du haut d'une maison. Apporté à l'hôpital Saint-Georges dans un état d'insensibilité complète, il mourut au bout de quatre heures ; l'autopsie ne fit voir aucune lésion ni fracture du thorax. Il n'y avait pas de sang épanché dans le péricarde ; mais à la partie antérieure et superficielle du cœur, dans la région correspondant à la partie supérieure de la cloison, et à un pouce et demi au-dessous de l'origine de l'artère, on trouve une ecchymose de l'étendue d'un pouce. Le sang est épanché sous la séreuse intacte. Cette ecchymose correspond à une déchirure du cœur, elle se continue vers la partie supérieure de la cloison, la divise dans toute son étendue, et établit une communication entre les deux ventricules. On remarque d'autres points ecchymotiques dans d'autres parties de l'organe. La membrane interne du ventricule gauche est la seule partie de la cloison ventriculaire qui ne soit pas déchirée.

A la partie antérieure de cette cloison, on peut voir la déchirure se

continuer jusqu'à la partie antérieure de la paroi du ventricule droit.
Du côté gauche, deux colonnes charnues sont incomplétement divisées ;
il existait en même temps une contusion du cerveau, une fracture du
crâne, une autre de la mâchoire inférieure, une fracture comminutive
des deux cuisses et une rupture de la rate.

Les ruptures des piliers et des cordes tendineuses, qui vont de ces piliers aux valvules, sont rares. Sénac, le premier, semble avoir entrevu
la possibilité de cette maladie ; mais c'est Corvisart qui nous fournit les
premiers faits positifs. Il en cite trois exemples dans son ouvrage sur les
maladies du cœur. Nous l'avons vu compliquant les déchirures des parois ; ce sont même là les cas les plus communs. Du reste, c'est une affection pour l'étude de laquelle les matériaux manquent complétement ;
aussi ne m'y arrêterai-je pas plus longtemps.

Symptômes et diagnostic. — Nous devons tout d'abord établir
une division qui n'a été, croyons-nous, indiquée par aucun auteur.

Les ruptures complètes du cœur amènent toujours une mort
instantanée. Nous ne pouvons admettre, comme l'ont fait certains
pathologistes, et entre autres M. Bertherand (*Mémoires sur les
ruptures spontanées du cœur* ; — *Gazette médicale de l'Algérie,*
1856), que la vie soit compatible avec l'existence d'une déchirure
du cœur et d'un épanchement sanguin dans le péricarde. Nous
croyons que, dans les faits cités à l'appui de cette dernière opinion,
les observateurs ont eu affaire à des ruptures incomplètes, qui sont
devenues complètes après un temps plus ou moins long. Pour
nous, en effet, la rupture doit se faire rarement dans toute l'épaisseur du cœur à la fois. Les parois ventriculaires sont formées par
des couches musculaires plus ou moins indépendantes les unes
des autres ; une couche peut donc se rompre et les autres rester
intactes ; c'est ce qui arrive, avons-nous déjà dit, dans la formation des anévrysmes partiels du cœur. Mais, le plus souvent, la paroi musculaire étant altérée dans toute son
épaisseur, un premier plan musculaire commence à se
rompre, et les autres n'en sont que plus disposés à céder à
leur tour ; on comprend ainsi comment, après plusieurs ruptures
partielles, toute la paroi finit par se rompre, et c'est à ce moment que la mort survient. Tel est le mécanisme des ruptures du
cœur, tel que nous le comprenons ; c'est pourquoi nous admet-
tons les ruptures complètes et les ruptures incomplètes. On comprend dès lors l'importance de cette division : dans le premier

cas, les symptômes sont à peu près nuls, la mort arrive si brusquement que tout traitement est devenu impossible. Dans le second cas, au contraire, la marche du mal est plus lente, les symptômes se succèdent dans une période assez longue pour permettre au médecin d'établir une médication.

Nous ne saurions donc trop insister sur l'existence de cette dernière espèce de rupture du cœur, et si nous ne pouvons aujourd'hui donner des signes infaillibles pour la diagnostiquer, nous espérons au moins que, l'attention des pathologistes étant attirée sur ce point, nous pourrons arriver plus tard à un résultat plus satisfaisant.

Quand la rupture est complète, les symptômes se succèdent, avons-nous dit, avec tant de rapidité, que le plus ordinairement le médecin peut arriver assez à temps pour les constater.

A la suite d'un effort quelconque, le malade sent tout à coup une douleur extrêmement vive dans la région précordiale ; s'il est debout, il tombe, quelquefois sans même avoir la force de pousser un cri. Le facies est pâle, décoloré, présentant une anxiété fort remarquable ; les yeux sont ouverts et fixes, la bouche, entr'ouverte, est ordinairement remplie d'une salive blanchâtre et écumeuse, les extrémités sont froides, enfin la mort survient en quelques minutes.

Nous nous hâtons d'arriver aux symptômes des ruptures incomplètes. Le mal débute ordinairement comme dans le cas précédent, brusquement, et à la suite d'un effort, par une douleur plus ou moins vive. Cette douleur a un siége très variable : tantôt elle existe derrière le sternum, le plus souvent c'est à l'épigastre. On la voit quelquefois s'irradier jusque vers la partie latérale gauche du cou. Le caractère dominant de cette douleur est de venir brusquement et par accès ; dans l'intervalle de ces accès, elle diminue beaucoup d'intensité, sans toutefois disparaître complétement.

Il est une douleur sur laquelle nous ne saurions trop insister à cause de son siége et de sa persistance, ce qui la différencie de la précédente. Elle occupe ordinairement toute la longueur du bras gauche et paraît avoir pour siége anatomique le nerf radial et le nerf cutané externe.

Elle s'étend, avons-nous dit, dans toute la longueur du bras ; quelquefois elle se localise dans une partie du membre, et alors elle se montre le plus souvent à l'avant-bras ou dans les doigts. Elle varie d'intensité, depuis le simple engourdissement jusqu'aux douleurs les plus aiguës, au point d'arracher des cris au malade. C'est là le symptôme le plus constant.

En résumé, nous voyons qu'il existe deux espèces de douleurs dont le siége est bien tranché : l'une, qui réside dans un point variable de la poitrine ; l'autre, dont le siége est constant, et que l'on retrouve le long du bras gauche. Toutes deux présentent un caractère commun : c'est l'intermittence.

Le visage est couvert de sueur et d'une pâleur extrême. Nous avons noté, à propos de la douleur, des accès et des intermitten= ces très remarquables.

Ces accès s'accompagnent souvent d'une grande agitation, de cris et même de pertes de connaissance ; en outre, la respiration est anxieuse, difficile, précipitée. La longueur de ces accès est très variable ; la durée est ordinairement de dix minutes ou un quart d'heure. Dans l'intervalle, la douleur diminue, la respiration redevient facile et régulière, le visage reprend sa coloration normale, tout en conservant cependant une certaine anxiété.

Le pouls est petit, non intermittent, mais inégal , souvent aussi il est dur et fréquent.

Quant à l'examen du cœur, nous n'avons malheureusement presque rien à dire; dans le très petit nombre d'observations où il en est question, on lit simplement que les battements du cœur étaient faibles, mais réguliers. On comprend combien ces renseignements sont insuffisants dans une affection qui produit de si grands désordres. Il est permis d'espérer qu'avec le temps, l'étude des maladies du cœur faisant des progrès, on arrivera à constater, dans la maladie qui nous occupe, un signe ou plutôt une série de symptômes qui permettront de poser un diagnostic certain.

Si l'étude des symptômes des ruptures incomplètes du cœur laisse encore tant à désirer, ne doit-on pas l'attribuer à l'impuissance dans laquelle nous sommes de reconnaître sur le vivant les divers états organiques qui précèdent la rupture?

Nous avons déjà dit qu'en Angleterre il avait été fait quelques tentatives pour diagnostiquer la dégénérescence graisseuse du cœur. Nous sommes malheureusement forcé d'avouer que ces tentatives n'ont encore abouti à rien de bien satisfaisant. Comme ce sont là des recherches fort intéressantes et qui peuvent avoir une importance pratique, nous croyons devoir donner quelques éclaircissements.

Les chirurgiens anglais ont fait de nombreuses recherches sur l'arc sénile, et ils en sont arrivés presque tous à cette conclusion : que l'arc sénile coïncidait presque toujours avec une dégénérescence graisseuse des principaux organes, et surtout du cœur. « L'arc sénile, dit le professeur J. Paget, me paraît être avant tout la meilleure indication qu'il y ait d'une prédisposition et d'une tendance à la dégénérescence graisseuse, partielle ou générale, des tissus. Ce n'est certes pas un signe infaillible, car on le rencontre quelquefois chez des individus d'une santé robuste et d'une nutrition vigoureuse, et son apparition précoce peut bien tenir à une lésion de nutrition, conséquence de causes purement locales, telles qu'une inflammation de la choroïde ou de toute autre partie du globe oculaire ; mais, tout en faisant la part de ces exceptions, l'arc sénile me semble être le signe le plus apparent et le plus sûr des dégénérescences graisseuses dont nous parlons. » (M. Danner, *Arch. gén. de méd.* Oct. 1856.)

« L'arc cornéal, dit encore Barlow, est le seul signe extérieur irréfragable de la dégénérescence graisseuse, et, sagement interprété, il peut devenir un indice précieux dans beaucoup de cas difficiles ; il peut, il est vrai, coïncider avec un degré peu avancé de dégénérescence graisseuse des autres organes, ou n'être constitué que par une altération purement locale, et dès lors être compatible avec une santé robuste et une nutrition active. »

Ces deux courtes citations démontrent suffisamment que l'état graisseux ne coïncide pas fatalement avec l'arc sénile ; d'autre part, que cet état graisseux peut se trouver dans plusieurs organes.

Edwin Canton s'est attaché dans plusieurs Mémoires, publiés dans *the Lancet*, à démontrer l'existence de la dégénérescence graisseuse du cœur chez les individus atteints d'arc sénile ; il va même plus loin, il donne les symptômes de la dégénérescence graisseuse du cœur. « C'est, dit-il, un affaiblissement progressif de l'énergie des facultés physiques et morales. Qui ne reconnaîtrait à la prostration générale des forces, à la lenteur des mouvements, à cette fatigue au moindre effort, à ce sommeil agité, non réparateur, troublé par de continuelles rêvasseries, à cette attitude nonchalante et abattue, à ces soupirs involontaires, à ces yeux ternes et sans éclat, à l'irrégularité du pouls, tantôt lent,

tantôt précipité ; aux violents battements du cœur, aux troubles
de la respiration, à l'irrégularité de l'appétit, à la chute des che-
veux et à leur blancheur prématurée, à la pusillanimité du caractère, au manque d'énergie de la pensée, au dégoût de la vie, à cette
tendance au suicide qui poursuit les malades, qui ne reconnaîtrait
une affection des plus graves, qui ne soupçonnerait un désordre
profond de l'organisme? Mais combien il est difficile, en pareil cas,
de porter un diagnostic précis, et de déterminer avec certitude
quelle est la cause morbide qui abat de la sorte les forces physiques en déprimant les facultés morales? Et comme il sera plus
aisé de conclure, si un symptôme précieux, l'aro cornéal, vient
lever tous les doutes et confirmer une opinion préconçue? »

Un pareil roman n'est certes pas fait pour nous inspirer grande
confiance dans les travaux d'Edwin Canton, qui cite un certain
nombre d'observations. Malheureusement, celles-ci ne sont guère
plus probantes, puisqu'elles manquent toutes de la sanction sans
laquelle rien n'est certain ; nous voulons parler de la preuve anatomique.

Néanmoins, on doit tenir compte de l'opinion de Canton quand
on la voit adoptée par des hommes tels que Barlow, J. Paget,
Walshe, Cholmeley, etc. Ce dernier a présenté, en mai 1855, à
la Société pathologique de Londres, un cas de dégénérescence
graisseuse du cœur, avec ossification des artères coronaires, qui
cependant étaient restées perméables. Le sujet de cette observation, homme de quarante-huit ans, et jouissant des apparences
d'une santé parfaite, était mort tout à coup, et l'autopsie seule
avait révélé ces désordres. Les deux yeux présentaient un arc sénile très apparent. (Danner, *loc. cit.*)

Nous croyons devoir conclure de tout ceci que l'arc sénile n'est
pas un signe infaillible pour reconnaître sur le vivant la dégénérescence graisseuse du cœur. Si cependant cet état pathologique
coïncidait avec des troubles du côté de la circulation, on aurait
tout lieu de soupçonner la dégénérescence cardiaque.

Marche et terminaison. — Il est important de faire encore la
distinction en ruptures complètes et ruptures incomplètes. Dans
le premier cas, la marche est extrêmement rapide, c'est à peine si
le malade peut prononcer quelques paroles, et la mort survient
en quelques minutes. Nous le répétons, quand il y a rupture
complète, nous ne pouvons admettre que la vie soit compatible

avec cet état. Le malade meurt, croyons-nous, par suite de l'arrêt brusque des fonctions du cœur, et, par suite, de la respiration.

Quand la rupture est incomplète, la marche de la maladie présente des intermittences très remarquables ; les accès se renouvellent plus ou moins fréquemment, et la mort survient le plus ordinairement au milieu d'un de ces accès. Mais la mort est-elle une terminaison inévitable de ces ruptures incomplètes ? Nous ne le pensons pas ; nous croyons que, dans des cas fort rares, à la vérité, la déchirure s'arrête, et dans quelques-uns de ces cas il peut se former, comme nous l'avons déjà dit, des anévrysmes partiels du cœur. On cite généralement, comme exemple de rupture complète du cœur suivie de guérison, une observation de M. le professeur Restau. Nous allons publier ici cette observation, tout en essayant de lui donner une signification toute autre que celle qu'on lui a attribuée jusqu'ici.

OBSERVATION XII. — A..., âgée de 71 ans, a eu quatorze enfants. Elle éprouvait depuis quinze ans une douleur intolérable dans le côté gauche de la poitrine et dans l'épigastre. Cette douleur s'étendait dans la région dorsale, où elle se faisait sentir profondément et revenait par intervalles. Dans ces derniers temps, elle est prise de douleurs dans la région épigastrique, avec nausées ; enfin elle vomit un ver lombric, et dans les efforts qu'elle fait elle meurt tout à coup.

Autopsie. — Après avoir enlevé le sternum, le péricarde parut irrégulier à la surface et adhérent au cœur. En le soulevant, il fut facile d'apercevoir du sang épanché dans sa partie postérieure. Ouvert avec précaution, il fut trouvé adhérent au cœur, non pas immédiatement, mais au moyen de plusieurs couches albumineuses plus ou moins denses. Ces couches occupaient la face antérieure du cœur. Pour voir d'où était venu le sang contenu dans sa partie postérieure, il fallut détacher cette concrétion ; parvenu au tissu du cœur, on aperçut une rupture irrégulière et longue de un pouce et demi. Il était aisé de voir que cette ouverture était récente. Mais, au côté gauche de cette fissure, dans l'étendue de 5 à 6 lignes, dans tous les sens, la substance du cœur était détruite et remplacée par une concrétion fibrineuse absolument semblable à celle qu'on rencontre dans les poches anévrysmales des gros vaisseaux, laquelle paraissait se confondre avec le tissu du cœur. D'ailleurs le ventricule était aminci dans cet endroit et épaissi partout ailleurs. Une chose qui me paraît remarquable, c'est que la rupture ait eu lieu non pas sur la partie anciennement altérée, mais bien sur un endroit voisin. La densité de la partie fibrineuse devait être bien grande et son adhérence bien solide. Les organes étaient sains, excepté le tube intestinal, qui était enflammé dans toute son étendue.

Est-ce là un cas de guérison de rupture du cœur? Je ne le pense pas : il est dit que la femme éprouvait depuis quinze ans une douleur intolérable dans le côté, mais à l'époque où cette prétendue rupture a eu lieu, il a dû se déclarer des symptômes extrêmement graves que la malade n'aurait pas manqué de signaler. Nous risquons l'explication suivante : n'avait-on pas affaire à une ancienne apoplexie cardiaque? La paroi interne du foyer se sera rompue, tandis que la paroi externe aura résisté. Il se sera formé au fond de cette petite cavité *une concrétion fibrineuse absolument semblable à celle que l'on rencontre dans les poches anévrysmales*; cette concrétion fibrineuse aura fini par remplacer la paroi musculaire déjà si fort altérée.

Si cette observation doit être considérée comme un fait de guérison de rupture du cœur, nous pensons qu'il n'y a eu là qu'une rupture incomplète. En admettant qu'il y ait eu anciennement rupture complète, celle-ci aurait eu cinq ou six lignes de diamètre; or, nous le répétons, nous ne pouvons pas admettre, jusqu'à preuve du contraire, qu'une rupture complète du cœur puisse se faire sans que la mort s'en suive.

Traitement. — Pour les ruptures complètes du cœur, nous dirons, comme M. le professeur Bouillaud : *il n'y a pas de traitement*. La mort arrive si promptement, que le malade est mort depuis quelque temps, lorsqu'arrive le médecin.

La thérapeutique reste-t-elle impuissante en face d'une rupture incomplète? Nous ne possédons malheureusement aucun fait qui vienne prouver qu'un traitement bien dirigé a été suivi de succès; néanmoins, dans un cas pareil, le médecin ne doit pas rester inactif. Il devra tout d'abord recommander au malade le repos et même l'immobilité la plus absolue ; on cherchera en même temps à rassurer le patient, et l'on aura soin de lui éviter toutes sortes d'émotions.

Faudra-t-il pratiquer une saignée? Sur ce sujet, les avis sont partagés. Les adversaires de la saignée ont mis en avant les cas où les malades sont morts pendant cette opération ; tels sont ceux de Gust. Teugmalm et du docteur Carrier. Ne doit-on pas voir dans ces faits plutôt une simple coïncidence qu'une contre-indication à la saignée?

Ollivier (*Dict. de Méd.*) dit positivement qu'il ne faut pas saigner. Il considère la phlébotomie comme s'opposant à la formation du caillot.

D'un autre côté, un certain nombre de médecins, le docteur Bertherand, en particulier, se déclarent partisans des émissions sanguines.

Quant à nous, nous basant sur l'étude des faits, nous partageons cette dernière manière de voir. Nous pensons que tout ce qui pourra ralentir les battements du cœur devra être employé ; c'est ainsi que nous conseillons la digitale, donnée de façon à maintenir pendant quelque temps un ralentissement notable de la circulation.

Sans faire garder au malade une diète complète, il faudra néanmoins le régler dans le choix et dans la quantité de ses aliments. Enfin, les antispasmodiques, tels que l'éther, le musc, etc., pourront être donnés dans l'intervalle des accès.

RÉSUMÉ.

I. Les ruptures du cœur sont toujours symptomatiques d'une affection antérieure.

II. Ces affections sont très diverses ; les plus fréquentes sont : l'apoplexie cardiaque, la dégénérescence graisseuse et sénile du cœur, enfin l'anévrysme partiel du cœur.

III. Les ruptures par violences externes sont plus communes dans le cœur droit que dans le cœur gauche.

IV. Les ruptures par causes internes du cœur gauche sont beaucoup plus fréquentes que celles du cœur droit.

V. La déchirure se fait aussi souvent à la pointe qu'à la base.

VI. L'orifice interne de la rupture est généralement plus petit que l'orifice externe.

VII. La rupture peut avoir la forme d'un canal plus ou moins flexueux ; ce canal présente parfois en son centre un renflement plein de sang coagulé. Ces déchirures paraissent être la conséquence d'une apoplexie du cœur.

VIII. La rupture se fait généralement suivant le trajet des fibres musculaires ; quelquefois elle est transversale, c'est le propre des ruptures avec ramollissement sénile.

IX. Le plus souvent la rupture se fait de dehors en dedans.

X. Sur un même cœur, il peut y avoir plusieurs déchirures ; quelques-unes peuvent être incomplètes, c'est ce que nous appellerons simplement des éraillures.

XI. Lorsqu'il y a rupture complète du cœur, la mort est presque instantanée. Les observations de ruptures dans lesquelles il est dit que le malade a survécu plusieurs heures, sont des déchirures incomplètes qui plus tard peuvent devenir complètes.

XII. L'arc cornéal, chez un individu présentant quelques symptômes de maladie du cœur, est un indice d'une dégénérescence graisseuse, et par conséquent d'une prédisposition aux ruptures.

XIII. Il n'y a de traitement possible que pour les ruptures incomplètes.

PARIS. — IMPRIMERIE DE DUBUISSON ET Cᵉ, RUE COQ-HÉRON, 5.

www.ingramcontent.com/pod-product-compliance
Ingram Content Group UK Ltd.
Pitfield, Milton Keynes, MK11 3LW, UK
UKHW021617130726
13696UKWH00005B/1918

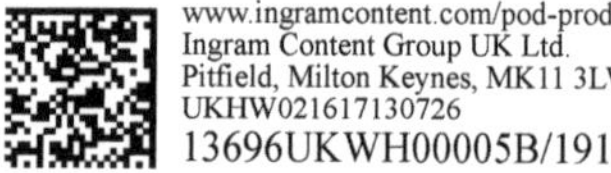